Nour Elleuch
Ahmad Youssfi
Wafa Dahmani

Hemorragia gastrointestinal superior em cavernoma portal não cirrótico

Nour Elleuch
Ahmad Youssfi
Wafa Dahmani

Hemorragia gastrointestinal superior em cavernoma portal não cirrótico

Factores associados

ScienciaScripts

Cover image: www.ingimage.com

This book is a translation from the original published under ISBN 978-620-6-73045-3.

Publisher:
Sciencia Scripts
is a trademark of
Dodo Books Indian Ocean Ltd. and OmniScriptum S.R.L publishing group

120 High Road, East Finchley, London, N2 9ED, United Kingdom
Str. Armeneasca 28/1, office 1, Chisinau MD-2012, Republic of Moldova, Europe
Managing Directors: Ieva Konstantinova, Victoria Ursu
info@omniscriptum.com

Printed at: see last page
ISBN: 978-620-8-64567-0

FACTORES ASSOCIADOS À OCORRÊNCIA DE HEMORRAGIA GASTROINTESTINAL SUPERIOR DEVIDO A HIPERTENSÃO PORTAL EM CAVERNOMA PORTAL NÃO CIRRÓTICO

INTRODUÇÃO

A trombose crónica da veia porta sem doença hepática subjacente, também conhecida como cavernoma portal não cirrótico, é definida pelo aparecimento de uma rede de veias colaterais tortuosas à volta do tronco portal após obstrução prolongada num fígado saudável(1) . Esta condição é a principal causa de hipertensão portal (HP) não cirrótica nos países ocidentais (2,3). A apresentação clínica do cavernoma portal não cirrótico é geralmente marcada pela ocorrência de complicações da HP, dominadas pela hemorragia gastrointestinal superior varicosa. A hemorragia digestiva devida à HP é a complicação mais frequente no seguimento de doentes com cavernoma portal não cirrótico. A sua elevada morbilidade e mortalidade tornam-na uma complicação formidável. No entanto, os dados publicados são escassos (4). Tanto quanto sabemos, foi publicado um estudo tunisino sobre este assunto. No nosso trabalho, propusemo-nos identificar os factores associados à ocorrência de hemorragia digestiva devido a HP em doentes com cavernoma portal não cirrótico.

DOENTES E MÉTODOS

I- MATERIAIS :

Realizámos um estudo transversal retrospetivo de centro único no departamento de gastroenterologia do Hospital Universitário de Sahloul, durante um período de 10 anos, de janeiro de 2010 a dezembro de 2019.

1- INCLUSÃO :

Todos os doentes não cirróticos com idade superior a 18 anos com cavernoma portal foram incluídos no nosso estudo. O diagnóstico de trombose portal crónica baseou-se na ausência de fluxo na veia porta e na visualização de uma rede de shunts colaterais porto-portais correspondentes ao cavernoma na ecografia abdominal com Doppler ou na imagem transversal com contraste em 4 fases (CECI).

2- CRITERIOS DE NÃO-INCLUSÃO :

O nosso estudo não incluiu todos os doentes com trombose relacionada com cirrose ou carcinoma hepatocelular.

3- CRITERIOS DE EXCLUSÃO :

O nosso estudo não incluiu :

- Os registos de hospitalização ou de consulta dos doentes não puderam ser utilizados ou não foram encontrados.

▸ Doentes com <3 meses de seguimento.

II - MÉTODO :

1-RECOLHA DE DADOS :

Foi preenchido um formulário de recolha de dados pré-estabelecido **(Anexo I)** para todos os doentes, tendo sido recolhidos os seguintes dados

1-1. Dados sócio-demográficos e anamnésticos :

▸ Idade

▸ O género

▸ Consumo de tabaco quantificado em maços anuais

▸ Consumo de álcool. No caso de consumo excessivo (>20 g/d para as mulheres e >30 g/d para os homens), o consumo médio foi quantificado (em gramas de álcool por dia).

▸ Antecedentes médicos pessoais de patologia venosa tromboembólica, de

diabetes, doença cardíaca isquémica e dislipidemia.

▸ Antecedentes pessoais de cirurgia visceral, infeção intra-abdominal, traumatismo abdominal, pancreatite aguda ou recidiva de doença inflamatória intestinal crónica nos 3 meses anteriores ao diagnóstico de cavernoma portal.

▶ História gineco-obstétrica e utilização de contraceptivos orais.

▶ Uma história familiar conhecida de trombose venosa ou trombofilia.

▶ As circunstâncias em que o é descoberto.

▶ Tempo que decorre entre os primeiros sintomas e o diagnóstico.

1-2. Dados clínicos

▶ A presença de sinais de PH (esplenomegalia, circulação venosa colateral tipo porto-cava, ascite)

▶ A presença e a sensibilidade abdominal.

1-3. Dados biológicos

Foram recolhidos os seguintes dados para cada doente:

Um exame biológico normalizado incluindo :

- Hemograma: hemoglobina (Hb), hematócrito, plaquetas (elementos/mm^3) e glóbulos brancos (elementos/mm^3).
- Avaliação renal. ionograma, níveis de ureia e creatinina no sangue.
- Testes de função hepática: aspartato amino transferase (ASAT), alanina amino transferase (ALAT), gama-glutamil transferase (GGT),

fosfatase alcalina (ALP), bilirrubina total e conjugada (BT e BC), taxa de protrombina (PT) e rácio normalizado internacional (INR).

- Eletroforese de proteínas séricas.

Um exame de trombofilia incluindo :

- Medição da proteína C activada (PC) pelo método cronométrico. Os doentes com uma PC activada ≤ 70% foram considerados deficientes em PC.

- Ensaio da proteína S utilizando o método cronométrico. Os doentes com uma

≤ 55% foram considerados deficientes em proteína S.

- A procura de uma mutação do fator V e/ou resistência à PC activada por método cronométrico. Considerámos que os plasmas com um tempo de coagulação ≤ 120 s eram resistentes à PC activada.

- A procura de uma mutação do fator II

- Níveis de antitrombina (AT). Os doentes com um nível <80% foram considerados deficientes em AT.

- Pesquisa da síndrome antifosfolipídica através da medição dos anticorpos anti-cardiolipina e dos anticorpos anti-β-2Glicoproteína I por meio de técnicas de ensaio de imunoabsorção enzimática e dos anticorpos anticoagulantes do tipo lúpus circulantes por meio de técnicas cronométricas.
- Determinação dos níveis plasmáticos de homocisteína por método cromatográfico, após jejum de 12 horas (valores habituais: 5 a 15 μmol/l) e, se aplicável, uma mutação do gene da metil tetrahidrofolato

redutase (MTHFR).

- Pesquisa de hemoglobinúria paroxística nocturna por citometria de fluxo ou teste de Ham-Dacie

- A procura de uma síndrome mieloproliferativa através da pesquisa do gene JAK

2. Em caso positivo, foi efectuada uma biopsia osteo-medular.

1-4.Dados endoscópicos

Todos os doentes foram submetidos a endoscopia gastro-duodenal (EOGD) no primeiro ano de tratamento. como parte do PH .
Foram especificados os seguintes elementos:

▶ A presença ou ausência de varizes esofágicas (VOS). São classificadas de acordo com a classificação proposta pela Sociedade Japonesa de Investigação da Hipertensão Portal, que foi modificada pelo New Italian Endoscopic Club em 3 graus, de acordo com o tamanho das varizes (5).

▶ A presença ou ausência de varizes gástricas. As varizes gástricas são classificadas de acordo com a sua localização, utilizando a classificação de Sarin(6).

▶ A presença ou ausência de gastropatia hipertensiva. O diagnóstico de gastropatia hipertensiva foi efectuado na presença de um aspeto em mosaico e foi classificado de acordo com a classificação NIEC (7).

▶ A presença ou ausência de HP grave. A hipertensão portal endoscópica foi considerada grave na presença de VO grau II ou III, varizes gástricas ou gastropatia hipertensiva grave (4).

1.5. Dados radiológicos :

Todos os doentes foram submetidos a imagiologia transversal injectada em 4 fases.

Foram especificados os seguintes elementos:

-A natureza parcial ou total da trombose portal, a sua extensão e extensão a montante para os vasos esplâncnicos (veia esplénica, veia mesentérica superior) e a jusante (ramos portais intra-hepáticos).

- A presença de sinais de PH.

- A presença de complicações associadas, como isquémia ou enfarte mesentérico, ascite e complicações biliares.

- Elementos que podem ajudar a fazer um diagnóstico etiológico (presença de neoplasia profunda, patologia pancreática .....)

Se houvesse suspeita de colangiopatia portal, era efectuada uma colangio-RM.

1.6. Diagnóstico etiológico :

Todos os doentes foram submetidos a um exame etiológico exaustivo. Isto incluiu uma pesquisa de:

- ▶ Uma causa local
- ▶ Um fator de trombofilia
- ▶ Síndrome mieloproliferativa
- ▶ Pesquisa de outros factores: pesquisa de neoplasias, doenças, etc.

sistémicas (Behçet, doença celíaca...)

▸ Tomar contraceptivos orais ou uma gravidez recente.

1.7. Evolução :

A duração do seguimento foi definida como o intervalo de tempo entre a ocorrência do cavernoma portal e a data da última consulta em , a data da ocorrência de uma hemorragia digestiva, a data da morte ou a data do fim do nosso estudo. Todos os doentes foram contactados por telefone. Foi-lhes perguntada a data da última consulta ou a data do óbito (por familiares). A duração, a frequência e os métodos de acompanhamento clínico, biológico e radiológico foram especificados. O resultado de cada doente foi especificado:

- Evolução radiológica (estabilidade, extensão ou repermeabilização parcial ou total) espontânea ou sob tratamento anticoagulante.

- A ocorrência de complicações hemorrágicas digestivas ou extra-digestivas com anticoagulação, o seu aparecimento em relação ao início do tratamento e a sua evolução.

1.8. Métodos terapêuticos :

Cada tratamento para o cavernoma portal foi instituído e especificado:
- A indicação para o tratamento, o tipo de tratamento anticoagulante iniciado e a duração total do tratamento.

- Tratamento PH :

- Nos doentes com grandes varizes VO (grau II e III) ou gástricas, foi introduzida a profilaxia primária com B-Blockers não cardioselásticos ou a ligadura endoscópica das varizes esofágicas (EVLT). A escolha de uma das duas opções terapêuticas foi especificada.

- Em caso de hemorragia devido à rutura das varizes, foi introduzido um tratamento vasoativo e sessões de LEVO em caso de rutura da VO ou uma injeção de cola biológica em caso de rutura do VE. O tratamento anticoagulante só foi reintroduzido após a eliminação das varizes .

- Tratamento etiológico.

2- ANALISE ESTATISTICA :

Os dados foram introduzidos no software SPSS versão 21. O estudo foi constituído por duas secções: a primeira descritiva e a segunda analítica.

2-1. Estudo descritivo

Para as variáveis quantitativas, utilizámos as médias e os desvios-padrão e a amplitude (valor mínimo - valor máximo). Para as variáveis qualitativas, foram calculadas frequências simples (números) e frequências relativas (percentagens).

2-2. Estudo analítico

O objetivo do nosso estudo analítico foi o de identificar os factores associados à ocorrência de hemorragia digestiva por HP. Comparámos os 2 grupos de doentes: com e sem ocorrência de hemorragia digestiva, de forma a identificar os factores associados à sua ocorrência. A pesquisa de variáveis associadas foi efectuada inicialmente através de um estudo univariado, utilizando o teste t de Student para as variáveis quantitativas e o teste do qui-quadrado de Pearson e o teste exato de Fisher para as variáveis qualitativas, sendo depois completada por uma análise multivariada através de regressão logística, de forma a identificar os factores independentemente associados à ocorrência de hemorragia digestiva por HP. Para todos os testes estatísticos, o nível de significância foi fixado em 0,05.

III. PESQUISA BIBLIOGRÁFICA

Foi efectuada uma pesquisa bibliográfica em bases de dados científicas: Science Diret e Pub Med. As referências foram citadas e geridas pelo software ZOTERO.

IV. CONSIDERAÇÕES ÉTICAS

Não houve conflitos de interesse neste trabalho. A confidencialidade dos dados individuais foi respeitada durante todo o estudo. Os dados foram pseudonimizados e apenas um investigador conhecia a identidade dos doentes. Dada a natureza retrospetiva do estudo, não foi possível obter o consentimento informado dos doentes.

RESULTADOS

I. ESTUDO DESCRITIVO :

1. POPULAÇÃO DO ESTUDO :

No total, estudámos 83 processos de doentes seguidos por um cavernoma portal durante um período de 10 anos. Não incluímos 32 doentes cirróticos e 2 doentes com CHC. Excluímos 2 doentes cujos processos não puderam ser analisados. No final, foram selecionados 47 casos (Figura 1).

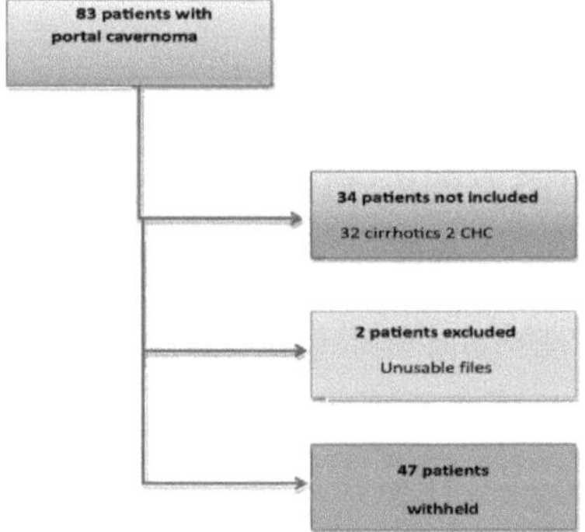

Figura 1: População do estudo

2. IDADE

A idade média dos nossos doentes foi de 40,7 anos, com extremos que variaram entre os 19 e os 75 anos. A faixa etária entre os 20 e os 40 anos foi a mais frequentemente registada (45%).

3. SEXO

O número de mulheres era de 24 (51%) e o de homens de 23 (49%), com uma relação de género (masculino/feminino) de 0,95.

4. HISTORIA PESSOAL:

4.1. Historial médico :

As várias histórias clínicas estão resumidas no Quadro I.

	Tabela I: Historial médico	
História	Número (N)	Percentagem (%)
Hipertensão	4	8,5
Diabetes	6	12,7
Dislipidemia	4	8,5
Insuficiência renal	2	4,2
crónica Acidente vascular	2	4,2
doença celíaca isquémica	1	2,1
Total	19	40,4

4.2. História cirúrgica :

Em 7 doentes (14,8%) foi registada uma história de cirurgia abdominal. O tempo médio entre o diagnóstico e a cirurgia foi de 7,2 meses, com extremos que variaram de 1 a 16 meses. As várias intervenções estão detalhadas na Tabela II.

Tabela II: Antecedentes cirúrgicos

Intervenções	Número (N)	Percentagem (%)
Ressecção da cúpula saliente de um	1	2,1
quisto hidático do fígado Reparação de hérnia inguinal	1	2,1
Reparação de hérnia umbilical	1	2,1
Colecistectomia	3	6,3
Esplenectomia	1	2,1
Total	7	14,8

5. DADOS CLINICOS

5.1. Modo de arranque

O tempo entre o diagnóstico do cavernoma portal e o início dos sintomas foi inferior a duas semanas em 6 casos (13%), entre 2 semanas e um mês em 4 casos (8%) e entre um mês e 3 meses em 8 casos (17%). Em 29 casos (62%), o atraso foi superior a 3 meses.

5.2. Motivos da consulta

A dor abdominal foi o motivo de consulta mais frequente em 32 casos: a localização era o epigástrio ou o hipocôndrio direito em 25 casos (78%), a dor era lombar direita em 3 casos e na fossa ilíaca direita num caso. A dor era difusa em 3 casos (9%). A intensidade era moderada em todos os casos. O achado incidental foi registado em 9 casos (19%). As circunstâncias em que o cavernoma portal é descoberto estão resumidas no Quadro III.

Tabela III: Circunstâncias em que o cavernoma portal é descoberto

Circunstâncias da descoberta	Número	Percentagem
	(N)	(%)
Dor abdominal	32	68,1
Estado geral deficiente	10	21,3
Hemorragia digestiva por	9	19,1
hipertensão portal		
Distensão abdominal	2	4,3
Assintomático	9	19,1

5.3. Dados do exame físico:

Os sinais clínicos mais frequentes foram a circulação venosa colateral porto-cava em 24 doentes (51,1%) e a esplenomegalia em 20 casos (42,5%). A hepatomegalia esteve presente em 20 doentes (42,5%).

6. DADOS BIOLOGICOS:

A citólise hepática esteve presente em 6 casos (12%). A colestase foi registada em 12 doentes (25%). A insuficiência renal foi registada em 3 doentes (6%). Registou-se anemia em 19 doentes (40%). A hiperleucocitose estava presente em 6 casos (13%) e a trombocitopenia em 9 casos (19%). Os vários parâmetros biológicos estão resumidos na Tabela IV.

	Quadro IV: Dados biológicos	
Parâmetro biológico	média± desvio padrão	Valores extremos
	ou mediana [IIQ]	
ASAT (UI/L)	25 [20-30]	10-330
ALT (UI/L)	23 [16-26]	12-490
PAL (UI/L)	98 [75-150]	42-620
GGT (UI/L)	26 [16-62]	11-190
BT (µmol/L)	17 [12-16]	7-257
BD (µmol/L)	5 [2-9]	1-146
TP (%)	81±13	60-100
Ureia (mmol/L)	4,8 [3,6-6]	2-25,1
Creatinina (µmol/L)	66 [55-76]	21-193
Na (mmol/L)	137,3±3,5	125-145
K (mmol/L)	4,1±0,4	3-5,3
PCR (mg/L)	6 [2-22]	1-180
Hb (g/dL)	12,2 [10-13,8]	5,6-16
GB (elementos /µL)	7879±2891,6	3003-13870
Plaquetas (elementos /µL)	207000 [147000-277000]	18100-870000
IQR: intervalo interquartil		

7. Dados radiologicos no momento do diagnostico :

7.1. Tipo de exame complementar :

A ecografia abdominal com Doppler foi realizada como exame de primeira linha em 41 doentes (87%) e a angiografia por TC abdominal em 6 doentes (13%). Todos os doentes que foram submetidos a ecografia abdominal com Doppler na primeira linha tiveram o seu diagnóstico confirmado por imagem transversal com injeção de meio de contraste. Sete doentes (15%) foram explorados posteriormente por RM.

7.2. Extensão da trombose :

A obstrução total do tronco portal foi registada em todos os doentes. Em 14 doentes (29%), a trombose estava limitada ao tronco portal. A extensão a jusante da trombose para os ramos portais direito e esquerdo foi registada em 20 casos (42%). Nove doentes (19%) apresentavam extensão exclusivamente a jusante. A extensão a montante para os vasos esplâncnicos foi observada em 20 doentes (42,5%). Esta situação encontra-se resumida no Quadro V. A extensão para a veia mesentérica superior foi registada em 15 doentes (31%). Registou-se um caso de trombose simultânea das veias supra-hepáticas.

Tabela V: Distribuição de acordo com o local de extensão para os vasos esplâncnicos

Localização da extensão Número (N) Percentagem (%)

Porta da bagageira 14 29,8

Veia mesentérica superior (SMV) 11 23,4

Veia esplénica (VS)		3	6,4	
Tronco espleno-mesentérico (TME)		1	2,1	
VMS+VS		3	6,4	
VMS+TSM		1	2,1	
TSM+VS		1	2,1	
Total		34	72	
VMS: Veia mesentérica superior mesárico	VS:	Veia esplénica	TSM: Tronco	esple no-

7.3. Sinais radiológicos de PH:

Foi observada esplenomegalia em 20 doentes (42%). A circulação venosa colateral (perigástrica, periesplénica, mesentérica) foi observada em 24 doentes (51,1%). 2 doentes apresentavam ascite moderada. A repermeabilização da veia umbilical foi observada em 23 doentes (48,9%). Os vários sinais radiológicos de HP estão resumidos na Tabela VI.

Tabela VI: Sinais radiológicos de hipertensão portal

Sinais radiológicos PH	Número (N)	Percentagem (%)
Esplenomegalia	20	42,5
HVAC	24	51,1
Ascite	2	4,2
Impermeabilização do veia umbilical	23	48,9

CVC: circulação venosa colateral , PH: hipertensão portal

8. DADOS ENDOSCOPICOS :

A EOGD foi efectuada em todos os doentes na altura do diagnóstico. Vinte e nove doentes (61%) tinham evidência endoscópica de HP. Foram encontrados OVs em 23 doentes (48,9%), com OVs de grau I em 15 casos, OVs de grau II em 3 casos e OVs de grau III em 5 casos. Nenhum doente apresentava um VE. Dezoito doentes (38,2%) apresentavam gastropatia hipertensiva, considerada grave em 6 casos.

9. INVESTIGAÇÃO ETIOLOGICA :

A investigação etiológica não identificou uma causa óbvia de cavernoma portal em 19 casos (40,4%). Noutros casos, a causa era múltipla em 4 doentes (8,5%). A Tabela VII resume as diferentes etiologias do cavernoma portal.

Quadro VII: Resultados da avaliação etiológica

Causas	Número (N)	Percentagem (%)
Estados protrombóticos hereditário	11	23,4
Deficiência de proteína C	5	10,6
Deficiência de proteína S	1	2,1
Hiper-homocisteinemia	5	10,6
Estados protrombóticos adquirida	10	21,2
Trombocitemia essencial	1	2,1
Polyglobulia vaquez	1	2,1
SAPL	2	4,2
Doença celíaca	2	4,2
Contraceção oral	1	2,1
Pós-parto	1	2,1
Doença de Behçet	1	2,1
Cancro do pulmão metastático	1	2,1
Causa local	3	6,3
Cisto hidático	1	2,1
Pancreatite aguda por litíase	1	2,1
Cancro do pâncreas	1	2,1
Causas associadas	4	8,4
Hiper-homocisteinemia+ SAPL	2	4,2
Trombocitemia essencial + SAPL	1	2,1
Pancreatite crónica	1	2,1

calcificante+ Deficiência em		
Proteína C		
Causa indeterminada	19	40,4
Total	47	100

SAPL: Síndrome do anticorpo antifosfolípido

10. COMPLICAÇÕES :

O seguimento médio foi de 52,6 meses [3-105 meses]. Registaram-se complicações em 24 casos (50.).

10.1. Hemorragia digestiva varicosa:

A hemorragia digestiva devida à HP ocorreu em 16 doentes (34%) durante o seguimento, com um atraso de 22,3 meses (intervalo: 1-76 meses). Em todos os casos, tratou-se de HDH por rutura da VO. Sete doentes (14,8%) estavam a tomar anticoagulantes, dois dos quais estavam em sobredosagem no momento da HDH.

10.2. Outras complicações:

As diferentes complicações estão resumidas no quadro VIII.

Tabela VIII: Complicações ocorridas durante o acompanhamento

Complicações	Número (N)	Percentagem (%)
Hemorragia digestiva	16	34
Colangiopatia portal	7	14,8
Isquémia mesentérica	1	2,1
Total	24	50,9

11. DADOS TERAPEUTICOS :

11.1. Tratamento anticoagulante:

Foi prescrita anticoagulação em 29 doentes (61,7%). A duração do tratamento anticoagulante foi de 54 meses (intervalo: 3-135 meses).

11.2. Tratamento da doença subjacente:

Os doentes com PMS foram tratados em colaboração com hematologistas e começaram a tomar hidroxicarbamida. Nos dois casos de cancro metastático, com primários pulmonares e pancreáticos, foi introduzida quimioterapia paliativa.

O doente apresentava um quisto hidático calcificado e compressivo e foi submetido a cirurgia. A imagiologia não mostrou repermeabilização do tronco portal.

Um doente com doença de Behçet foi tratado com colchicina.
Os 2 doentes celíacos foram submetidos a uma dieta sem glúten.

11.3. Tratamento da hipertensão

Os beta-bloqueadores foram prescritos em 21 doentes (44,6%) como profilaxia primária em 8 casos e profilaxia secundária em 13 casos. A LEVO foi efectuada em 18 doentes (38,2%) como profilaxia primária em 5 casos e profilaxia secundária em 13 casos.

12. Mortalidade :

A mortalidade global na nossa série foi de 10,6% (N=5).

As diferentes causas de morte estão resumidas no quadro IX.

	Tabela IX: Causas de morte	
Causa da morte	Número	Percentagem
	(N)	(%)
Hemorragia varicosa	2	4,2
Isquémia mesentérica	1	2,1
Angiocolite aguda grave	1	2,1
Embolia pulmonar	1	2,1
Total	5	10,6

II. ESTUDO ANALÍTICO: FACTORES ASSOCIADOS À OCORRÊNCIA DE HEMORRAGIA DIGESTIVA DEVIDO À HTP:

Como indicado anteriormente, os grupos foram divididos da seguinte forma:

- Grupo 1: incluiu doentes sem hemorragia varicosa durante o seguimento (N=31)
- Grupo 2: incluiu doentes com hemorragia varicosa durante o seguimento (N=16)

Os vários parâmetros (epidemiológicos, clínicos, biológicos e evolutivos) foram comparados entre os dois grupos.

2.1. Estudo univariado :

2.1.1. Comparação das caraterísticas epidemiológicas

Na análise univariada, a idade e o sexo não foram identificados como factores associados à ocorrência de hemorragia digestiva devido à HTP.

Tabela X: Comparação das caraterísticas epidemiológicas na ocorrência de hemorragia digestiva por HP

Hemorragia digestiva n (%) P Não Sim

Género , n(%)

Homens	13(56,5)	10(43,5)	0,181
Mulher	18(75)	6(25)	
Idade, m±ET	40,77±12,16	40,75±17,32	0,996
(ano)			

m: média , n: número , DP: desvio padrão

2.1.2. Comparação das caraterísticas clínicas:

Os factores associados ao risco de hemorragia digestiva durante o seguimento foram: hemorragia digestiva devido a HP como motivo de descoberta (22,2% no grupo 1 vs 77,8% no grupo 2) com um valor de p = 0,004 e a presença de sinais clínicos de hipertensão portal (37,5% no grupo 1 vs 62,5% no grupo 2) com um valor de p $^{<10-3}$.

Tabela XI: Comparação das caraterísticas clínicas na ocorrência de hemorragia gastrointestinal por HP

Hemorragia digestiva n (%) P

	Não	Sim	
Dor abdominal			
Não	7(46,7)	8(53,3) 0,056	
Sim Hemorragia digestiva	24(75)	8(25)	
Não	29(76,3)	9(23,7)	0,004
Sim AEG	2(22,2)	7(77,8)	
Não	24(64,9)	13(35,1)	1
Sim Febre,	7(70)	3(30)	
Não	30(67,7)	15(33,3)	1
Sim HVAC	1(50)	1(50)	
Não	22(95,7)	1(4,3)	<10-3
Sim Icterícia	9(37,5)	15(62,5)	
Não	27(65,9)	14(34,1)	1
Sim Esplenomegalia	4(66,7)	2(33,3)	
Não	24(88,9)	3(11,1)	<10-3
Sim Assintomático	7(35)	13(65)	
Não	25(65,8)	13(34,2)	1
Sim	6(66,7)	3(33,3)	

AEG: estado geral deficiente, CVC: circulação venosa colateral, n: número

2.1.3. Comparação das caraterísticas biológicas:

Na análise univariada, a anemia (p=0,014) e a hiperleucocitose (p=0,023) foram factores associados à ocorrência de hemorragia varicosa.

Tabela XII: Comparação das caraterísticas biológicas na ocorrência de hemorragia digestiva por HP

Hemorragia digestiva n (%) PNo Sim

Citólise			
Não	27(65,9)	14(34,1)	1
Sim	4(66,7)	2(33,3)	
Colestase			
Não	23 (65,7)	12(34,3)	1
Sim	8(66,7)	4(33,3)	
BT(µmol/L)	17[10-25]	19[14,25-34,25]	0,216
BD(µmol/L)	4[2-9]	6[4-8,75]	0,223
Ureia(mmol/L)	4,8[3,6-5,8]	3,46[4,45-6,9]	0,813
Creatinina (µmol/L)	65[56-72]	68[50-86,25]	0,946
Na(mmol/L)	137,32±2,94	137,31±4,58	0,993
K(mmol/L)	3,98±0,51	4,12±0,45	0,351
PCR (mg/L)	6[3-25]	5[2-19,25]	0,181
Hb(g/dL)	12,7[11,3-14]	10[8,7-12,5]	0,014
GB(elementos /µL)	7196,54±2727,37	9201,25±2817,46	0,023
Plaquetas (elementos /µL)	207000[138000-259000]	206000[171500-304000]	0,459

n: número

2.1.4. Comparação de dados de imagiologia

A presença de sinais de HP na imagiologia foi associada ao risco de hemorragia digestiva devido a HP durante o seguimento (37,5% no grupo 1 vs 62,5% no grupo 2) com um $p<10^{-3}$. A extensão à veia mesentérica não foi considerada.

Tabela XIII: Comparação dos dados imagiológicos na ocorrência de hemorragia gastrointestinal por HP

Hemorragia digestiva n (%)P NãoSim

Extensão ao VMS			
Não	21(65,6)	11(34,4)	0,944
Sim	10(66,7)	5(33,3)	
Veias colaterais			
Não	22(95,7)	1(4,3)	<10-3
Sim	9(37,5)	15(62,5)	
Esplenomegalia Não	24(88,9)	3(11,1)	<10-3
Sim	7(35)	13(65)	
Colangiopatia portal Não	27(65,9)	14(34,1)	1
Sim	4(66,7)	2(33,3)	

VMS: veia mesentérica superior , n: número

2.1.5. Comparação das caraterísticas endoscópicas:

A presença de sinais endoscópicos de HP foi associada a um maior risco de hemorragia varicosa durante o seguimento (48,3% no grupo 1 vs 51,7% no grupo 2), com um p= 0,001.

Tabela XIV: Comparação das caraterísticas endoscópicas na ocorrência de hemorragia digestiva por HP

	Hemorragia digestiva	n (%)	P
	Não	Sim	
Sinais endoscópicos			
PH			
Não	17(94,4)	1(5,6)	0,001
Sim	14(48,3)	15(51,7)	
Grau de varizes Pequeno	7(46,7)	8(53,3)	0,052
Grande	0(0)	8(100)	

PH: hipertensão portal , n: número

2.1.6. Comparação das modalidades de tratamento :

O início do tratamento anticoagulante não foi associado ao risco de hemorragia varicosa durante o seguimento (p=0,069).

Tabela XV: Comparação das modalidades de tratamento na ocorrência de hemorragia digestiva devido à HP

	Hemorragia digestiva	n (%)	P
	Não	Sim	
Tratamento anticoagulante Não	9(50)	9(50)	0,069
Sim	22(75,9)	7(24,1)	
n: número			

2.2. Estudo multivariado :

Na análise multivariada, a presença de sinais endoscópicos de hipertensão portal (p=0,002) e a presença de imagens de circulação venosa colateral (p=0,014) foram independentemente associadas à ocorrência de hemorragia varicosa durante o seguimento.

Tabela XVI: Factores associados à ocorrência de hemorragia digestiva por HP na análise multivariada

	OU	IC95%	P
Sinais endoscópicos de PH Veias colaterais	38,09 19,15	3,82-379,5 1,79-204,3	0,002 0,014

HP: hipertensão portal , OR: odds ratio , IC: intervalo de confiança

DISCUSSÃO

Neste capítulo, iremos analisar os principais resultados do nosso estudo e compará-los com os da literatura, de forma a identificar os factores associados à ocorrência de hemorragia por HP. No nosso estudo, o cavernoma portal foi revelado por hemorragia GI superior em 9 casos (19,1%). exame físico, sinais clínicos de hipertensão portal: CVC e SMG foram os dois sinais mais frequentemente relatados, presentes em 24 (51%) e 20 (42,5%) doentes, respetivamente. O diagnóstico foi feito por imagem transversal com injeção de meio de contraste em todos os doentes, mostrando obstrução total do tronco portal com a presença de uma rede de colaterais peri-portais e peri-colecais formando o cavernoma portal.A extensão ao SMV foi detectada em 15 doentes (31,9%). Um CVC porto-sistémico e um SGG estavam presentes em 25 (53,1%) e 20 (42,5%) doentes, respetivamente. Foram detectados sinais de HP endoscópica em 29 doentes (61,7%), 23 dos quais com OV e 6 com gastropatia hipertensiva, tendo sido prescrita anticoagulação em 29 doentes (61,7%). O seguimento médio foi de 52 meses. Registou-se uma complicação em 24 doentes (50,9%). A hemorragia digestiva por rutura da VO foi registada em 16 casos (34%) com uma demora média de 22,3 meses. Dos 16 doentes, 9 estavam a tomar AVK. Em 2 casos, a hemorragia digestiva foi responsável pela morte. A hemorragia digestiva devida à HP foi a principal causa de morte em 2 doentes (4,2%). O estudo analítico revelou que a presença de sinais endoscópicos de HP (p=0,002; ORa=38,09; 95% CI [3,82-379,5]) e a presença de um CVC imagiológico (p=0,014; ORa=19,15; 95% CI

[1,79-204,3]) foram factores independentes associados ao risco de hemorragia varicosa durante o seguimento. O início da terapia anticoagulante não foi associado à ocorrência de hemorragia varicosa.

1. PREVALÊNCIA DE HEMORRAGIA VARICOSA EM DOENTES COM CAVERNOMA PORTAL

A hemorragia digestiva devida à HP é a complicação mais frequente durante o seguimento de doentes com cavernoma portal não cirrótico. A sua elevada morbilidade e mortalidade tornam-na uma complicação formidável (1). Na nossa série, a taxa de ocorrência foi de 34% com uma demora média de 20,4 meses. A prevalência de hemorragia GI por HP variou entre 28% e 35% de acordo com os diferentes estudos, o que está de acordo com os nossos resultados (3,8). O estudo de Ferreira et al. foi realizado com o objetivo de estabelecer a história natural da HP e suas complicações no cavernoma portal não cirrótico. Neste estudo, a história natural da VO pareceu ser semelhante à observada em doentes com cirrose. Nos doentes sem OVs iniciais, o risco de os desenvolver foi de 2% a 1 ano e de 22% a 5 anos. Nos doentes com OVs inicialmente pequenos, o risco de desenvolver OVs médios ou grandes foi de 13% a 1 ano e de 54% a 5 anos. Nos doentes com OVs médios ou grandes que receberam profilaxia, o risco de hemorragia foi de 9% ao fim de 1 ano e de 32% ao fim de 5 anos (3). Com base neste estudo, o consenso de Baveno VII recomenda, portanto, a realização de EOGD aquando do diagnóstico de cavernoma portal e após um ano de seguimento na ausência de VO (9-11).

2. FACTORES ASSOCIADOS À OCORRÊNCIA DE HEMORRAGIA VARICOSA GASTROINTESTINAL :

O estudo dos factores associados à ocorrência de hemorragia gastrointestinal devido a HP em cavernoma portal não cirrótico foi objeto de 4 estudos: O estudo de Guillaume et al, efectuado em 471 doentes submetidos a LEVO, não demonstrou um aumento do risco de hemorragia nos doentes que tomaram anticoagulantes durante a LEVO (12) . De acordo com a última conferência de Baveno VII, recomenda-se atualmente a não interrupção dos anticoagulantes e a realização de LEVO em doentes medicados com AVK se o INR estiver dentro do intervalo terapêutico de 2 a 3 (9). Na série de Amitrano et al (13), que incluiu 121 doentes com cavernoma portal não cirrótico, ocorreu hemorragia digestiva em 14 doentes durante o seguimento (14,7%). Os doentes que apresentaram inicialmente uma hemorragia varicosa tiveram maior probabilidade de a desenvolver durante o seguimento (P<0,0001), o que está de acordo com os nossos resultados. Na série de Spaander et al, 43% dos 120 doentes incluídos desenvolveram hemorragia gastrointestinal devido a HP, com um atraso médio de 7 meses. A hemorragia gastrointestinal no momento da inclusão, a presença de ascite e o início de terapêutica anticoagulante foram identificados como factores preditivos para a ocorrência de hemorragia varicosa durante o seguimento (14).

Noutra série de 27 doentes com cavernoma portal não cirrótico inaugurado por hemorragia varicosa, o risco de recorrência foi de 37%. Os factores associados à recorrência hemorrágica foram a extensão para a veia esplénica e a presença de varizes gástricas no EOGD (15). Na série de Janssen et al , a extensão da trombose à veia mesentérica superior foi o único fator associado à ocorrência de hemorragia durante o seguimento (86) .No estudo de Ferreira et al, não foi identificado qualquer fator preditivo para a ocorrência de hemorragia varicosa durante o seguimento. O uso de anticoagulantes não aumentou o risco de hemorragia em pacientes com cavernoma portal. Para além disso, o risco de hemorragia sob profilaxia primária com beta-bloqueadores e de recorrência de hemorragia sob profilaxia secundária foram semelhantes aos observados na cirrose (3). O primeiro ensaio controlado que avaliou o benefício da anticoagulação a longo prazo em doentes com cavernoma portal não cirrótico foi realizado em 2022 por Plessier et al, e incluiu 111 doentes (55 a tomar anticoagulantes vs 56 sem). Este estudo demonstrou que o início de anticoagulação reduziu o risco de recorrência de trombose sem aumentar o risco de hemorragia digestiva por HP(16) . O Quadro XIX resume os resultados dos vários estudos sobre os factores associados à ocorrência de hemorragia digestiva por HTP.

Tabela XIX: Factores associados à ocorrência de hemorragia gastrointestinal por HP referidos na literatura

Factores associados a	Amitran o	Spaande r	Jansse n	e	Ferreira e	O nosso
ocorrência de HDH	et al.(13)	et al(14)	al.(17)		al.(3)	estudo
por HTP	N= 121	N=120	N=119		N= 178	
						N=47
HDH como em circunstâncias de	+	+	-		-	+
descoberta						
Sinais de PH clínica	-	+	-		-	+
VO no EOGD	+	-	-		-	+
Terapia anticoagulante	-	+	-		-	-
Extensão ao VMS	-	-	+		-	-

HDH: hemorragia gastrointestinal alta , PH: hipertensão portal, EOGD: endoscopia esófago-duodenal, VMS: veia mesentérica superior , N: número

11.PONTOS FORTES E LIMITAÇÕES :

11.1. DESTAQUES:

O cavernoma portal não cirrótico é uma patologia rara. O nosso estudo é o primeiro na Tunísia e em África a explorar as complicações desta patologia, representada principalmente pela HDH por HTP, incluindo um número consequente de doentes em comparação com os estudos relatados na literatura. Trata-se de um estudo que envolveu um grupo de doentes com um bom seguimento e critérios de inclusão e exclusão rigorosos. Por conseguinte, os resultados são fiáveis e é possível tirar conclusões sólidas e consistentes.

11.2. PONTOS FRACOS :

O nosso estudo tem uma série de pontos fracos, principalmente devido a limitações metodológicas. A natureza retrospetiva e monocêntrica do nosso estudo são as suas principais limitações. Consequentemente, pode haver um viés de seleção. Alguns processos não foram incluídos por não poderem ser utilizados. Alguns dos dados registados carecem de precisão por terem sido recolhidos de processos em que nem sempre foi possível encontrar a informação pretendida.

CONCLUSÃO

O cavernoma portal não cirrótico é uma doença hepática rara caracterizada pela formação de uma rede de veias colaterais portais após obstrução do tronco portal na ausência de doença hepática subjacente. O quadro clínico é dominado por manifestações de hipertensão portal. Tendo em conta a raridade desta patologia, os dados publicados sobre as complicações da hipertensão portal são escassos. Propusemo-nos realizar um estudo transversal retrospetivo para avaliar os factores associados à ocorrência de hemorragia digestiva por HP. O nosso estudo incluiu 47 doentes com cavernoma portal não cirrótico, entre janeiro de 2010 e dezembro de 2019, tratados no serviço de hepato-gastroenterologia do hospital universitário de Sahloul.

A idade média foi de 40,7 anos com um rácio de sexo (masculino/feminino) de 0,95. Em 8 doentes (17%), havia antecedentes de cirurgia abdominal, com um tempo médio entre o diagnóstico e a cirurgia de 7,2 meses. A circulação venosa colateral porto-cava estava presente em 51,1% dos doentes e a GMS em 42,5%. As provas de função hepática eram normais em 75% dos casos. O diagnóstico foi feito por imagem transversal com injeção de meio de contraste em todos os doentes, mostrando obstrução total do tronco portal com a presença de uma rede de colaterais ductais peri-portais e peri-cava formando o cavernoma portal

A extensão para o VMS foi revelada em 31,9% dos doentes. Um CVC portossistémico e um SGM na imagiologia estavam presentes em

53,1% e 42,5% dos doentes, respetivamente. O EOGD revelou VO em 48,9% dos casos e gastropatia hipertensiva em 38,2%. Foi prescrita anticoagulação em 61,7% dos doentes. Foi instituído um tratamento específico para as doenças subjacentes. Após um seguimento médio de 52 meses, metade dos nossos doentes (50,9%) apresentou pelo menos uma complicação, dominada pela hemorragia digestiva devida à HP em 34% dos casos. A hemorragia digestiva devida à HP foi a principal causa de morte em 2 casos. O objetivo do nosso estudo analítico foi identificar os factores associados à ocorrência de hemorragia digestiva por HP

Os factores associados à ocorrência de hemorragia gastrointestinal por HP na análise univariada foram: hemorragia gastrointestinal como motivo da descoberta do cavernoma portal (22,2% no grupo 1 Vs 77.8% no grupo 2 com um p = 0,004), a presença de sinais clínicos de HP (37,5% no grupo 1 Vs 62,5% no grupo 2 com um p $<\mathbf{10^{-3}}$), a presença de anemia (p=0,014) ou hiperleucocitose em testes laboratoriais (p=0.023), a presença de sinais de hipertensão portal nas imagens de seguimento (37,5% no grupo 1 vs 62,5% no grupo com $\mathbf{p<10^{-3}}$) e a presença de sinais endoscópicos de HP (48,3% grupo 1 vs 51,7% no grupo 2 com p=0,001).Na análise multivariada, a presença de sinais endoscópicos de hipertensão portal (p=0,002) e a presença de circulação venosa colateral na imagiologia (p=0,014) foram factores independentes associados à ocorrência de hemorragia varicosa durante o seguimento. O tratamento anticoagulante não foi associado a um aumento do risco de hemorragia durante o seguimento. Estes resultados permitem-nos sublinhar a importância de uma gestão eficaz da HP no cavernoma portal não cirrótico, especialmente quando as manifestações de HP estão na vanguarda, sem atrasar o possível início da anticoagulação. O nosso trabalho revelou os factores associados à ocorrência de hemorragia digestiva devido a HP durante o seguimento. Os nossos resultados são consistentes com os de vários estudos publicados. No entanto, alguns dos nossos resultados significativos devem ser relativizados, dada a pequena dimensão da nossa amostra e a natureza unicêntrica do nosso estudo. Estudos prospectivos multicêntricos são essenciais para confirmar os nossos resultados e estabelecer recomendações claras.

REFERÊNCIAS

1. Debray D, Soret J, de FS, Raucourt ED. RECOMENDAÇÕES DA AFEF 2018 MVF. 2018;25.

2. Balfour GW, Stewart TG. Case of Enlarged Spleen Complicated with Ascites, Both Depending upon Varicose Dilatation and Thrombosis of the Portal Vein. Edinb Med J. jan 1869;14(7):589-98.

3. Noronha Ferreira C, Seijo S, Plessier A, Silva-Junior G, Turon F, Rautou PE, et al. História natural e tratamento das varizes esofagogástricas em doentes crónicos não cirróticos, com trombose da veia porta não tumoral. Hepatologia. maio de 2016;63(5):1640-50.

4. Recomendações da conferência de Baveno VII: Hepato-Gastro Oncol Dig. 1 de abril de 2022;29(4):425-42.

5. Merkel C, Zoli M, Siringo S, van Buuren H, Magalotti D, Angeli P, et al. Indicadores de prognóstico do risco de primeira hemorragia varicosa na cirrose: um estudo multicêntrico em 711 doentes para validar e melhorar o índice do North Italian Endoscopic Club (NIEC). Am J Gastroenterol. outubro de 2000;95(10):2915-20.

6. Sarin SK, Lahoti D. Management of gastric varices. Baillieres Clin Gastroenterol. setembro de 1992;6(3):527-48.

7. Primignani M, Carpinelli L, Preatoni P, Battaglia G, Carta A, Prada A, et al. História natural da gastropatia hipertensiva portal em doentes com cirrose hepática. O Novo Clube Endoscópico Italiano para o estudo e tratamento das varizes esofágicas (NIEC). Gastroenterologia. julho de 2000;119(1):181-7.

8. Condat B, Pessione F, Hillaire S, Denninger MH, Guillin MC, Poliquin M, et al. Resultado atual da trombose da veia porta em adultos: Risco e benefício da terapia anticoagulante. Gastroenterology. Fev. 2001;120(2):490-7.

9. de Franchis R, Bosch J, Garcia-Tsao G, Reiberger T, Ripoll C, Faculdade de Baveno VII. Baveno VII - Renovação do consenso na hipertensão portal. J Hepatol. abril de 2022;76(4):959- 74.

10. Sharma P, Mishra SR, Kumar M, Sharma BC, Sarin SK. Liver and Spleen Stiffness in Patients with Extrahepatic Portal Vein Obstruction (Rigidez do fígado e do baço em pacientes com obstrução da veia porta extra-hepática). Radiology. junho de 2012;263(3):893-9.

11. Sarin SK, Gupta N, Jha SK, Agrawal A, Mishra SR, Sharma BC, et al. Igual eficácia da ligadura endoscópica de varizes e do propranolol na prevenção da hemorragia varicosa em doentes com hipertensão portal não cirrótica. Gastroenterology. outubro de 2010;139(4):1238-45.

12. Guillaume M, Christol C, Plessier A, Corbic M, Péron JM, Sommet A, et al. O risco de hemorragia da ligadura da banda varicosa na obstrução da veia porta extra-hepática não é aumentado pela anticoagulação oral: Eur J Gastroenterol Hepatol. maio de 2018;30(5):563-8.

13. Amitrano L, Guardascione MA, Scaglione M, Pezzullo L, Sangiuliano N, Armellino MF, et al. Factores de prognóstico em doentes não cirróticos com tromboses da veia esplâncnica. Am J Gastroenterol. nov 2007;102(11):2464-70.

14. Spaander MCW, Hoekstra J, Hansen BE, Van Buuren HR, Leebeek FWG, Janssen HLA. Terapia anticoagulante em pacientes

com trombose da veia porta não cirrótica: efeito sobre novos eventos trombóticos e hemorragia gastrointestinal. J Thromb Haemost. março de 2013;11(3):452-9.

15. Spaander MCW, Murad SD, van Buuren HR, Hansen BE, Kuipers EJ, Janssen HLA. Tratamento endoscópico da hemorragia de varizes esofagogástricas em doentes com trombose da veia porta extra-hepática não cirrótica: um estudo de acompanhamento a longo prazo. Gastrointest Endosc.May 2008;67(6):821-7.

16. Sessão geral I. J Hepatol. julho de 2021;75:S191-204.

17. Janssen H, Wijnhoud A, Haagsma E, van Uum SHM, van Nieuwkerk CMJ, Adang R, et al. Extrahepatic portal vein thrombosis: aetiology and determinants of survival. Gut. Nov 2001;49(5):7204.

RESUMO

Problema: *A trombose portal crónica fora do contexto de cirrose, também conhecida como cavernoma portal não cirrótico, é uma patologia rara do fígado caracterizada pela formação de uma rede de veias colaterais porto-portais, cuja principal manifestação é a hemorragia digestiva devido à hipertensão portal.*

Objectivos*: O objetivo do nosso trabalho foi identificar os factores associados à ocorrência de hemorragia digestiva por hipertensão portal em cavernoma portal não cirrótico.*

Métodos*: Realizámos um estudo transversal retrospetivo monocêntrico no departamento de gastroenterologia do Sahloul University Hospital durante um período de 10 anos, de janeiro de 2010 a dezembro de 2019. Para avaliar os fatores associados à ocorrência de hemorragia GI devido à hipertensão portal, dividimos os pacientes em 2 grupos de acordo com a ocorrência de hemorragia GI devido à hipertensão portal durante o período de acompanhamento. Os vários parâmetros (epidemiológicos, clínicos, biológicos, radiológicos, endoscópicos) foram comparados entre os dois grupos.*

Resultados: *O nosso estudo incluiu 47 doentes com cavernoma portal não cirrótico. A idade média foi de 40,7 anos, com uma relação de género (masculino/feminino) de 0,95. A dor abdominal foi o sintoma mais frequente (68%). A circulação venosa colateral porto-cava estava presente em 51,1% dos doentes e a esplenomegalia em 42,5%. O diagnóstico foi feito por imagem transversal com injeção de meio de contraste em todos os doentes, mostrando obstrução total do tronco portal com a presença de uma rede de colaterais peri-portais e* *peri-cocleares formando o cavernoma portal. A extensão para a veia mesentérica superior foi revelada em 31,9% dos pacientes. O exame eso-gastro-duodenal revelou varizes esofágicas em 48,9% dos casos e gastropatia hipertensiva em 38,2%. Foi prescrita anticoagulação a 61,7% dos doentes. Foi instituído um tratamento específico para as doenças subjacentes. Após um seguimento médio de 52 meses, metade dos nossos doentes (50,9%) apresentou pelo menos uma complicação, dominada pela hemorragia digestiva devida à hipertensão portal em 34% dos casos. Na análise multivariada, a presença de sinais endoscópicos de hipertensão portal (p=0,002) e a presença de circulação venosa colateral na imagiologia (p=0,014) foram factores independentes associados à ocorrência de hemorragia varicosa durante o seguimento. O início do tratamento anticoagulante não foi associado a um aumento do risco de hemorragia durante o seguimento.*

Conclusão: *O cavernoma portal não cirrótico é uma doença rara, afectando mais frequentemente adultos jovens. O quadro clínico é dominado pelas complicações da hipertensão portal, daí a importância do controlo eficaz das suas manifestações sem atrasar o eventual início de anticoagulantes. A gestão terapêutica continua a ser um desafio para o clínico e deve ser sempre discutida numa reunião de consulta multidisciplinar.*

ÍNDICE DE CONTEÚDOS

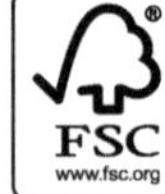

MIX
Papier aus verantwortungsvollen Quellen
Paper from responsible sources
FSC® C105338

Printed by Books on Demand GmbH, Norderstedt / Germany